Médecin-Major de 1re classe SAL

LES BALLES HUMANITAIRES ET LEURS BLESSURES

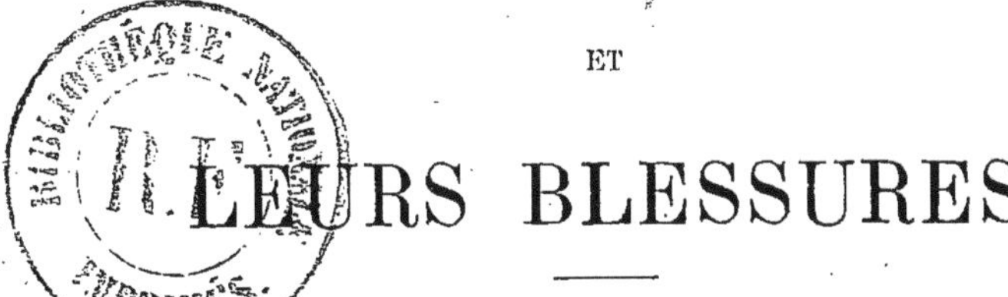

MODE D'ACTION DES PROJECTILES A CHEMISES MÉTALLIQUES DURES

CONFÉRENCES RÉGIMENTAIRES

FAITES AUX OFFICIERS EN 1897 ET 1898

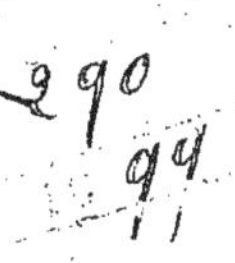

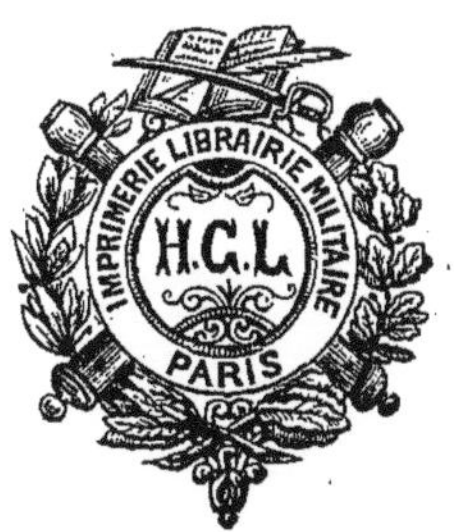

PARIS

HENRI CHARLES-LAVAUZELLE

Éditeur militaire

10, Rue Danton, Boulevard Saint-Germain, 118

(MÊME MAISON A LIMOGES)

LES

BALLES HUMANITAIRES

ET LEURS BLESSURES

Médecin-Major de 1re classe SALLE

LES BALLES HUMANITAIRES ET LEURS BLESSURES

MODE D'ACTION DES PROJECTILES A CHEMISES MÉTALLIQUES DURES

CONFÉRENCE RÉGIMENTAIRE
FAITE AUX OFFICIERS EN 1897 ET 1898

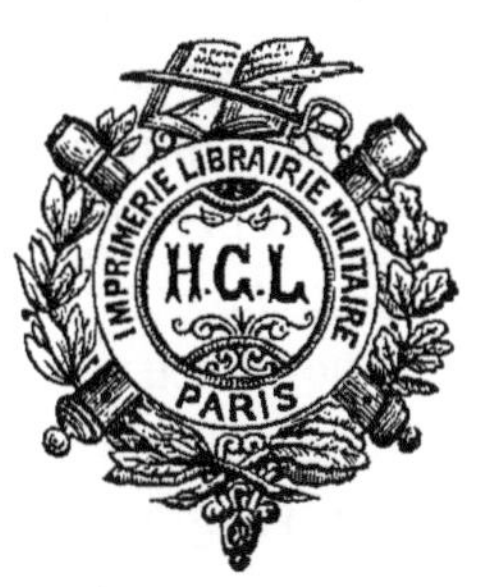

PARIS
HENRI CHARLES-LAVAUZELLE
Éditeur militaire
10, Rue Danton, Boulevard Saint-Germain, 118
(MÊME MAISON A LIMOGES)

LES

BALLES HUMANITAIRES

ET LEURS BLESSURES

Depuis quelque vingt ans la balistique a fait des progrès d'une façon continue, les armes à feu ont reçu, et reçoivent sans cesse, des perfectionnements nouveaux. Progrès et perfectionnements n'ont qu'un but : rendre ces armes plus redoutables.

Leur valeur, à ce point de vue, se jugera au jour de l'échéance par le nombre et la gravité des blessures qu'elles pourront produire : les officiers combattants ont donc un intérêt capital à compléter à ce sujet leurs connaissances purement techniques. Pour le faire, ils seraient obligés de parcourir les nombreux travaux des médecins militaires qui, en France comme à l'étranger, se sont fait une spécialité de la chirurgie d'armée. C'est là seulement qu'ils seraient à même de trouver des renseignements exacts et précis sur l'état de la question.

Pour en éviter la peine à ces officiers, j'ai essayé de résumer, aussi succinctement et aussi clairement que possible, les travaux faits simultanément en *France* par Chauvel, Delorme, Chavasse et Nimier, — par von Coler, Reger, Bruns, etc., en *Allemagne*, — Habart en *Autriche* et Demosthen en *Roumanie*, pour ne citer que les principaux auteurs.

Expériences. — Tous ces travaux sont le fruit d'expériences nombreuses et méthodiquement conduites, dont tous les résultats sont concordants entre eux. Depuis l'adoption des armes de petit calibre on n'a pas eu l'occasion, fort heureusement d'ailleurs, d'en constater les effets dans les conditions normales d'une guerre continentale. Les expéditions du Dahomey, de Madagascar (Pitot), du Chitral, la guerre sino-japonaise (Nimier), etc., se sont faites au milieu de circonstances telles, que les observations chirurgicales n'ont pû être ni nombreuses, ni complètes, ni probantes; l'ennemi combattu par des troupes européennes ou équipées à l'européenne était armé de fusils antérieurs à 1886, et il n'avait pas pour habitude de laisser ses blessés entre les mains du vainqueur.

S'il est possible d'utiliser les quelques renseignements qui ont été publiés sur l'insurrection chilienne, la guerre hispano-américaine ou à la suite du pénible incident de Fourmies, il n'en n'est pas moins vrai, je le répète, que c'est par la méthode expérimentale que s'est édifiée notre nouvelle chirurgie de guerre. Les expériences ont été contrôlées et affirmées d'ailleurs par les événements récents que je viens de rappeler.

Objections. — En général, elles ont été faites avec des charges réduites pour les grandes distances. On leur a donc reproché de s'éloigner de la réalité, puisque ces charges ne peuvent donner à la balle la même vitesse de rotation que les charges normales (Nimier). Ce reproche, vrai en théorie, semble peu fondé en réalité, car les expérimentateurs qui ont opéré avec la cartouche normale ont obtenu des effets similaires.

Une autre critique, plus acceptable, s'adresse à l'emploi de cadavres refroidis (humains ou animaux), dont les tissus ne réagissent plus ainsi qu'ils l'auraient fait pendant la vie. C'est-là une condition presque fatale de ces sortes d'expériences; quelques-unes cependant ont pu être faites sur des animaux vivants, et leurs résultats sont venus combler les quelques lacunes qu'avaient présentées les autres séries d'épreuves.

A) Balles actuelles.

Avant d'aborder l'étude de la puissance des armes actuelles, il convient d'esquisser à grands traits l'anatomie, la physiologie, et la pathologie de leurs projectiles; ils sont en somme intéressants à bien connaître, car si c'est le fusil qui lance la balle, c'est elle qui frappe et tue.

a) *Données physiques.*

1. Calibre. — La caractéristique des projectiles modernes c'est la diminution de leur calibre qui, de 11^{mm} en moyenne, est tombé à 8^{mm} en France et en Allemagne (7^{mm},9), à 7^{mm} en Espagne, à 6^{mm},5 en Italie, en Suisse, en Roumanie et en Hollande, à 6^{mm} dans la flotte américaine.

2. Métal. — Les chirurgiens seraient partisans d'une réduction de calibre poussée encore plus loin, mais on est arrêté dans cette voie par la nature du métal employé pour la confection des projectiles.

Le meilleur serait évidemment celui qui pourrait toujours conserver sa forme, qui par conséquent serait très résistant tout en étant très élastique.

On a essayé, dans cette intention, les projectiles pleins en cuivre ou en acier, mais on a dû y renoncer : ces métaux trop durs déterminent l'usure prématurée de l'arme, sans compter qu'ils briseraient les os sur une trop grande étendue.

On a donc été réduit à conserver le plomb, tout en le durcissant par un alliage avec l'antimoine. Or, si lourd qu'il soit, il ne l'est pas suffisamment pour permettre d'arriver aux minimes calibres désirables.

3. Chemise de la balle. — Malgré son durcissement, le

plomb n'est pas encore assez résistant pour les grandes vitesses initiales actuelles; on a dû recourir à un artifice et composer la balle d'un noyau en plomb coulé ou comprimé dans une chemise en métal plus résistant que lui, tel que l'*acier* graissé (Autriche) ou nickelé (Allemagne, Espagne, Hollande, Norvège, Turquie), le *nickel* (Serbie), le *cuivre* (Portugal), le *maillechort* (France, Russie, Angleterre, Belgique, Danemark, Italie, Etats-Uuis), etc.

Cette cuirasse a des qualités variables suivant le métal dont elle est composée, mais elle a le défaut général de ne pas faire corps avec le noyau de plomb, dont elle se sépare trop facilement, surtout quand elle n'est pas soudée. Il conviendrait de rechercher le moyen de rendre cette union tout à fait intime, par un procédé chimique par exemple, ainsi que Lorenz y est arrivé sur le projectile cuirassé d'acier qui porte son nom.

Les chemises de *cuivre* ne valent rien; elles se brisent facilement en morceaux au contact du but, et se séparent du noyau central auquel elles n'adhèrent pas assez intimement. Pour les blessés par les balles portugaises il en résultera une circonstance défavorable (De Beck); le même reproche peut être adressé au *nickel* (Bruns). Il est à remarquer, soit dit en passant, que l'alliage des deux métaux bronze et nickel produirait au contraire la chemise la plus résistante (Nimier).

La cuirasse de *maillechort*, qui est celle de la balle de notre fusil 1886, a sans doute été choisie parce que c'est celle qui abîme le moins l'intérieur de l'arme; mais elle se déchire facilement (Bruns, Reger). Il résulte des expériences de Lagarde (États-Unis) qu'après un choc, et dix fois sur cent à 200 mètres, elle se sépare de son noyau; ce divorce serait constant à de plus courtes distances.

Comme chirurgien, je ne puis donc pas recommander la chemise de maillechort, et c'est au manteau d'*acier* que je dois donner la préférence. Il est presque parfait, traverse les obstacles sans se déformer, ou à peine; bref, il a résisté aux expériences alors que toutes les autres enveloppes avaient donné des mécomptes (De Beck, Bruns).

Pour remplir tout son rôle, la cuirasse doit recouvrir le projectile *en entier*. Si elle n'est que partielle comme pour la balle du fusil suisse de 7^{mm},5, dont la pointe seule est coiffée d'une calotte d'acier, la partie libre du projectile se fragmente à l'infini; il en résulte des désordres organiques tellement épouvantables que le principe de son interdiction se posera certainement un jour (Nimier).

Cet effet mécanique bien facile à prévoir avait déjà suscité en 1889, au général Tweedy, l'idée éminemment anglaise, tant elle est humanitaire, de faire enlever par les hommes et sur les balles de leurs cartouches la partie antérieure de la cuirasse. Il ne s'agissait, il est vrai, que de s'en servir contre des indigènes africains, Madhistes ou autres, et l'on sait d'ailleurs quel prix minime les Anglais attachent à la vie humaine, quand il s'agit des pauvres autochtones qui ont le malheur de se trouver sur leur route civilisatrice.

Cette idée géniale ne pouvait être perdue; aussi il y a quelque temps a-t-on pu apprendre, non sans émotion, que les Anglais avaient fait affaiblir la cuirasse vers la pointe de la balle du Lee-Medfort, tandis qu'on la renforçait au culot. Cette modification, dont l'importance *barbare* n'a échappé à personne, s'est faite en manufacture, et cette balle *dum-dum*, qui a soulevé une si vive tempête d'indignation, doit son nom précisément à l'établissement voisin de Calcutta où eurent lieu les expériences (1).

---

(1) La chemise de maillechort qui entoure le projectile est limée en petites bandes dans le sens de la longueur, sauf à l'extrême pointe où celle-ci, restée intacte, concourt à maintenir en place les bandes de la chemise. Lorsque le projectile atteint le but, les bandes se relèvent comme les baleines d'un parapluie qu'on ouvre et produisent d'épouvantables blessures. Cette balle n'est donc pas un projectile explosif,

Le *tolle* général qui s'est élevé à cette occasion n'a pas eu le don de faire revenir les Anglais à de meilleurs sentiments — qui eût cru la chose possible? Ils viennent en effet d'adopter pour le Lee-Medfort une nouvelle balle, dont la base de l'enveloppe en nickel est *seule* remplie de plomb; le bout conique du projectile est laissé *vide*. Cette balle homicide a une pénétration plus facile que l'autre, parce qu'elle a une plus grande puissance de choc; son bout s'ouvrant en arrière dès qu'elle arrive au contact, il se produit un aplatissement qui a pour conséquence l'augmentation de la surface frappée (1). J'ajoute que, le poids de la cartouche étant diminué de près de moitié, le soldat va pouvoir en porter un nombre double. Et dire qu'au contraire les chirurgiens réclament, au point de vue humanitaire, le renforcement de la résistance du métal à la pointe, pour parer aux déformations déjà dangereuses que subissent les projectiles actuels!

4. LONGUEUR. — La réduction du calibre a nécessité l'allongement du projectile, qui, de 2 à 2,5 calibres qu'il mesurait autrefois, atteint aujourd'hui la longueur à peu près générale de 4 calibres.

En réalité la masse du projectile s'est accrue, d'où augmentation de la force vive; au point de vue chirurgical, on a donc perdu de ce côté ce que la diminution du calibre avait fait gagner de l'autre; la perte est même supérieure au bénéfice réalisé.

5. POIDS. — Pour terminer les renseignements relatifs aux données physiques, je rappellerai combien le poids des balles cuirassées a diminué par rapport à celui des

---

au sens propre du mot, mais elle est aussi dangereuse et produit sans explosion tous les effets d'une balle explosible.

(1) Malgré les protestations qui se sont élevées à la Chambre des communes, malgré l'avis énoncé au Congrès de La Haye, les troupes envoyées dans le sud de l'Afrique ont été pourvues de ces cartouches homicides (juillet 1899). (N. D. L. R.)

projectiles antérieurs : il lui est en moyenne inférieur de 10 grammes. Ces diminutions de poids sont heureuses au point de vue des blessures.

b) *Propulsion.*

J'arrive à ce qu'on pourrait appeler la physiologie de la balle vivante, c'est-à-dire à l'examen des deux mouvements dont elle est animée.

1. Vitesse de translation. — La vitesse initiale des armes de petit calibre est d'autant plus élevée que ce calibre est plus réduit. Le fusil français de 8^{mm} en possède une de 640 mètres ; l'espagnol de 7^{mm} atteint 703 mètres ; le Mannlicher hollandais de $6^{mm},5$ donne 730 mètres, et l'arme de la flotte américaine en conserve encore 750 à 20 mètres de la bouche. On verra peut-être un jour un fusil de minime calibre dépasser cette vitesse déjà très élevée, ce qui permettrait de ne pas utiliser la hausse jusqu'à une portée de 6 à 700 mètres ; mais il sera impossible, dans la pratique, d'aller au delà d'une pareille limite, au moins dans le tir individuel, car la vue humaine ne permet pas de distinguer un but animé se mouvant à une distance supérieure.

Force vive. — L'accélération du mouvement de propulsion est une mauvaise condition chirurgicale, car elle participe pour la plus grande part à l'augmentation de la *force vive.* Or c'est elle surtout qu'il convient de considérer, plutôt que la vitesse, lorsque l'on veut étudier la puissance d'une arme de jet.

Calculée d'après la formule $f = \frac{1}{2} mv^2$, formule qui est familière à tout officier d'infanterie, on voit que loin d'augmenter avec la diminution du calibre cette force diminue au contraire avec elle. Ainsi, par exemple, elle n'est que de 262^{kgm} pour le fusil italien de $6^{mm},5$, alors qu'elle est de 344^{kgm} pour notre 86 de 8^{mm} à la distance 0.

Coefficient de pression. — Ces résultats considérés isolément pourraient sembler favorables au point de vue chirurgical, et en opposition avec ce que je disais il n'y a qu'un instant. Il n'en n'est rien, car cette notion de la force vive demande à être complétée par l'exposé de son mode d'utilisation dans la production des lésions sur les tissus vivants.

Pour le faire, il suffit de la rapprocher du diamètre du projectile, en calculant pour chaque millimètre carré de la section le *coefficient de la pression* susceptible d'être transmise à un obstacle.

Or ce coefficient a plus que doublé dans les projectiles modernes, et celui de la balle de $6^{mm},5$ est de beaucoup le plus élevé, alors que je viens de faire remarquer que sa force vive était au contraire la plus faible.

Cet élément est donc, en somme, une fonction de la vitesse et de la masse : ainsi se trouve vérifiée mon appréciation chirurgicale de tout à l'heure.

2. Vitesse de rotation. — La vitesse de rotation est de 2.614 mètres à la bouche du fusil 86; elle a la propriété de ne pas se ralentir aussi rapidement que celle de translation. Elle intéresse les chirurgiens en ce sens que, pour si rapide qu'elle soit (elle a déjà presque triplé), ils la voudraient voir augmenter encore pour diminuer, dans la limite du possible, les chances de dérivation qui guettent la balle au moindre choc.

c) *Modifications.*

C'est que la balle est en effet un être des plus impressionnables à la moindre des influences extérieures. Sous leur action, elle réagit à sa façon et cela au détriment de celui qu'elle va frapper. Voyons donc les modifications qu'elle peut présenter dans sa structure ou dans sa marche à partir du moment où le soldat a appuyé sur la détente.

1. Echauffement. — Tout d'abord le projectile s'échauffe. Ce changement dans son état physique est la résultante

d'influences multiples, telles que la déflagration de la poudre, le frottement dans les rayures du canon et le frottement contre les couches d'air traversées ; mais l'échauffement s'augmente encore par la transformation en chaleur d'une partie de la force vive lorsque la balle rencontre un obstacle.

Il a été mesuré par le médecin Général-stabsarzt von Coler, qui a obtenu des températures de 65° à 70° dans le tir par coups espacés ; ce n'est qu'exceptionnellement qu'il a relevé 95° sur des projectiles ayant traversé un corps humain. Pour arriver au degré de fusion du plomb (334°) on a été obligé d'avoir recours au tir précipité, à raison de quarante coups à la minute, et ce n'est qu'au centième coup que cette température a été atteinte. L'auteur estime que la température ordinaire se maintiendra dans les environs de 65°; c'est donc à tort qu'on avait voulu expliquer par cet échauffement la déformation des projectiles. Enfin tout le monde est d'accord pour affirmer que jamais il ne sera suffisant pour produire soit l'inflammation des vêtements, soit la brûlure des tissus vivants (Reger, Bruns, von Coler, Demosthen).

Mais au moins cet échauffement sera-t-il capable de stériliser le projectile, c'est-à-dire de le rendre aseptique? D'autres expérimentateurs l'ont recherché qui répondent qu'il n'a pas ce pouvoir (Lagarde, Messner). Puisque je parle de stérilisation, j'ajouterai qu'il résulte encore des susdites expériences que les balles peuvent s'infecter au passage à travers des vêtements ou pièces de linge plus ou moins riches en germes pathogènes, et je rappelle que les balles aseptiques sont seules capables de donner lieu à des trajets stériles.

2. Dérivation. — Suivons maintenant la balle dans son trajet aérien. Vient-elle à rencontrer un léger obstacle, immédiatement la régularité de sa course en est troublée, il se produit une dérivation en raison de la longueur du pro-

jectile : son axe se met plus ou moins de travers par rapport à la direction de la trajectoire.

Si dans cette marche de travers elle est encore animée de son mouvement de rotation, la balle oscillera, tournera sur elle-même et produira des lésions très graves.

3. Ricochets. — Lorsque le projectile arrive tangentiellement au contact d'un obstacle plus résistant, alors que lui-même est encore en pleine course, il se produit un ricochet : le projectile touche et se relève en faisant un bond, quelquefois dans une autre direction que la primitive, bond qui peut atteindre 500 mètres de longueur s'il s'est produit avant 1.200 mètres, et 250 jusqu'à 1.800 mètres. La hauteur de la flèche de la nouvelle trajectoire ne dépasse jamais 10 mètres.

Ces ricochets sont tellement fréquents qu'on prévoit qu'à la guerre le tiers des blessures sera causé par eux; on admet que, du fait seul des ricochets, une ligne de colonnes de compagnie, entre 1.800 et 700 mètres pourrait perdre le tiers de son effectif (Général Le Joindre).

On n'a pas fait d'expériences pour évaluer la force de pénétration des projectiles ainsi déviés, mais il semble plausible d'admettre qu'en deçà de 900 mètres ils pourront encore traverser deux hommes; de 900 à 1.200 tantôt un, tantôt deux; et quelquefois un au delà de 1.200 mètres.

Les projectiles de ricochet présenteront les aspects les plus variés, dus à leurs déformations; il est donc permis de penser que les lésions déterminées par eux auront des caractères très particuliers. On peut même prévoir, c'est une opinion qui a été émise, que ces blessures auront souvent moins de gravité que celles produites par des balles de plein fouet, parce que la vitesse toujours et le volume quelquefois, seront considérablement diminués.

Cette dernière condition a été notée à Fourmies par le professeur Delorme, qui a constaté six blessures par ricochet sur trente-six qu'il a eues à traiter. Il explique le petit nombre des traumatismes et leur moindre gravité par ce fait que les balles ont éclaté au contact du sol, et que ce sont seulement les fragments de ricochet qui sont allés déterminer les blessures observées.

4. DÉFORMATIONS. — Enfin la balle arrive et se bute contre un corps résistant, un os par exemple; si la pointe se déforme l'enveloppe va se déchirer, et le projectile se fragmentera en de nombreux morceaux, d'autant plus que le corps frappé sera plus résistant, que la vitesse d'arrivée sera supérieure à 150 mètres, et que la structure cristalline et le durcissement du plomb s'y prêtent davantage (Reger).

Ces déformations, ces morcellements se produisent avec la plus grande facilité, même à 2.000 mètres, dans les conditions de résistance indiquées précédemment (Delorme, Nimier). Seront-ils fréquents? Certains auteurs affirment que non; on ne les observera guère, en effet, sauf bien entendu dans les cas de ricochets, que dans les fractures des os longs des membres : dans ses expériences, von Coler les a notés 4 fois et demi sur 100.

Le danger qu'ils présentent résulte de ce que les particules des projectiles ainsi fragmentés, qu'elles proviennent du noyau ou de son enveloppe, iront dilacérer les tissus rencontrés, occasionnant ainsi des blessures multiples dans les régions voisines, blessures dans l'intérieur desquelles il sera bien difficile d'aller les rechercher pour les extraire.

Dans de telles conditions, il n'est pas permis d'accepter la manière de voir du médecin autrichien Habart qui professe que les déformations des balles seront insignifiantes au point de vue chirurgical. Cette imperfection physique du projectile constitue, au contraire, une aggravation de réelle importance; et j'ai déjà précédemment énoncé ce désir que, loin d'imiter les Suisses et les Anglais, les puissances européennes devaient s'attacher à rendre leurs petits projectiles beaucoup plus résistants à la pointe.

B) Caractéristique et valeur des armes de petit calibre.

Après avoir étudié en détail la balle, avec ses qualités et ses imperfections, il est loisible d'aborder l'examen des armes de petit calibre pour en déterminer la valeur au point de vue des blessures qu'elles peuvent produire.

A l'heure actuelle, et dans toutes les puissances, l'infanterie est dotée d'une arme à répétition de petit calibre.

Je ne parlerai pas du mécanisme de répétition, encore qu'il offre un certain intérêt au point de vue chirurgical, en raison de la densité des blessés que le tir rapide pourra, à un moment donné, accumuler dans le temps et dans l'espace en un point quelconque de la ligne de bataille.

Pour le chirurgien, ce qui caractérise surtout le fusil moderne, c'est son petit calibre et sa vitesse initiale plus grande avec toutes ses conséquences.

Le premier de ces facteurs, la réduction du calibre, a permis d'augmenter la rasance, la portée et le nombre des cartouches par homme.

1° *Rasance de la trajectoire.* — Il suffit, aujourd'hui, de tirer droit devant soi, avec le but en blanc porté à 400 mètres; la zone dangereuse s'est accrue en proportion : tout soldat peut être considéré comme un tireur efficacement utile.

2° *Portée.* — Déjà, à Saint-Privat en 1870, on s'est fusillé à 1.000 mètres, et, en 1878 à Plewna, les Turcs cependant inexpérimentés ouvrirent le feu à des 1.500 ou 2.000 mètres. Or, aujourd'hui, 1.500 mètres n'est plus une grande distance, mais bien une distance normale de tir, surtout dans la défensive. Il est probable qu'on y observera de nombreuses blessures, plus peut-être qu'à 800 mètres, car à ce moment-là le tir de la défense deviendra moins efficace, ses hommes auront une tendance instinctive à abriter leur tête derrière les parapets, et ils enverront certainement beaucoup de leurs balles dans le bleu du ciel (Commandant Josset).

3° Enfin, *augmentation des munitions.* — Elle s'explique facilement par la diminution du poids de la cartouche.

Par conséquent le nombre des hommes atteints sera plus élevé du chef seul de la réduction du calibre; les soldats, disposant de plus de cartouches, pourront les consommer utilement à plus grande distance, sans qu'il soit nécessaire d'avoir affaire à des tireurs émérites exécutant des feux courbes, des feux rasants, des feux de précision, qui sont d'une application délicate.

Il se produira des fusillades effrénées, coup par coup ou à répétition, avec consommation énorme de munitions, comme firent déjà les Turcs en 1877-78, et il en résultera dans la réalité une augmentation assez considérable du nombre des atteintes.

Mais j'ai hâte d'aborder l'examen de leurs qualités cardinales, c'est-à-dire de la triple puissance d'extermination dont sont dotés les fusils de petit calibre : je veux parler de leur puissance de destruction, de perforation et d'explosion.

1. Puissance destructive. — La possibilité de mettre un homme hors de combat constitue ce qu'on appelle la puissance destructive d'une arme.

Celle-ci est en fonction : 1° de la *vitesse d'arrivée* du projectile; 2° de son *diamètre;* 3° de sa *puissance de choc* (ces trois éléments se combinant dans ce que j'ai appelé le coefficient de pression), et 4°, facteur important, de la *résistance* offerte par l'obstacle rencontré : cette résistance, au point de vue des blessures, varie avec les conditions de tension, d'élasticité et de densité présentées par les corps vivants (Legouest).

Ce qui fait la puissance destructive de la petite balle

chemisée d'un métal dur, c'est que v est très grand, si m est faible, dans la formule qui mesure la force vive $(\frac{1}{2}mv^2)$: l'éclatement qui en résulte, et j'en ai déjà parlé, compense largement la diminution du calibre.

Au point de vue de la guerre, c'est la puissance de destruction qu'il importe de considérer, avant toute autre, dans une arme portative. Il ne faudrait pas croire que l'on recherche par cela même l'aggravation des blessures ou leur mortalité plus élevée; bien au contraire la tendance actuelle, due en somme à l'adoucissement général des mœurs, c'est d'éloigner du champ de bataille toute torture inutile. Mais il est d'une humanité bien entendue de commencer par assurer le salut des siens en leur fournissant une arme capable d'arrêter sur-le-champ l'adversaire. Aussi les fusils actuels n'ont-ils pas d'autre raison d'être que de donner aux blessures qu'ils produisent un caractère foudroyant, c'est-à-dire qu'ils doivent être capables de mettre hors de combat, instantanément et pour assez longtemps, tout homme atteint par leurs projectiles.

La puissance destructive devrait donc être désignée plutôt sous le nom de *puissance d'arrêt*, qui conviendrait mieux par définition.

La balle, en effet, doit être capable d'arrêter net, de briser l'élan d'un ennemi qui arrive sur vous, fût-il à cheval, aussi bien qu'elle doit pouvoir, à chaque atteinte, diminuer au moins d'une unité le nombre des fusils qui vous sont opposés.

Cet effet foudroyant est incontestablement subordonné à la masse du projectile qui le produit. Il y a donc dans cette condition une limite à l'allégement de la balle et, par conséquent, à la réduction du calibre. Déjà on a reproché aux balles de $7^{mm},7$ et 8^{mm} de permettre à un trop grand nombre des blessés de continuer à prendre part à la lutte; les faits qui ont motivé ces craintes ont été observés au

Chitral, au Dahomey ou au Soudan. Mais il s'agissait là de sauvages fanatiques dont la résistance et l'élan ne sauraient être attribués à des soldats civilisés; d'ailleurs, d'autres faits bien observés au Tonkin viennent infirmer absolument ces appréciations qui peuvent à bon droit passer pour un peu exagérées. Les expériences récentes faites avec le fusil Dauteteau, de 6mm,48, sont concluantes : à toute distance les chevaux atteints s'abattaient ou étaient immédiatement mis hors de combat.

2. Puissance de pénétration ou de perforation. — Parmi les qualités qui donnent aux armes la plus grande efficacité figure la puissance de pénétration du projectile à son arrivée au but. Encore qu'on ait dit qu'elle présentait plus d'importance pour l'artilleur qui avait à lutter contre des abris ou des retranchements, que pour le fantassin qui agissait sur des êtres animés, il est certain que la puissance de pénétration est la seule qui puisse intéresser le chirurgien : il est de toute évidence que pour lui, et en dehors d'elle, les autres facteurs balistiques n'ont aucune valeur.

Cette puissance est encore une fonction de la vitesse; elle ne dépend pas exclusivement de la force vive, mais bien du rapport qui existe entre elle et la surface frappée, à condition toutefois que le projectile conserve son poids, ne se déforme pas et ne se mette pas de travers : dans ces cas, la règle théorique n'est plus applicable. Voici cette règle :

La puissance de perforation croît proportionnellement au carré de la vitesse et varie en raison inverse du diamètre du projectile; pour une même vitesse, elle est proportionnelle à la densité de section (puisque la réduction du diamètre diminue la résistance à surmonter).

En arrivant au but, cette force se décompose : une partie se transforme en chaleur, ainsi que je l'ai déjà rappelé; une autre s'épuise en déformant le projectile; le reste enfin constitue la puissance de pénétration. (Bruns.)

Il ne faudrait pas croire qu'elle suive une marche parallèle à celle de la puissance de destruction. Une arme peut être combinée, dans les limites imposées par la pression des gaz et la vitesse du recul, pour avoir une puissance de perforation énorme et ne posséder cependant qu'une action d'arrêt des plus faibles ; il en sera certainement ainsi avec les calibres inférieurs à 5mm. Si cela n'était pas, on devrait, poussant le raisonnement jusqu'à ses limites absurdes, adopter immédiatement le fusil le plus terrible, celui du calibre 0mm.

Prodigieux sont les résultats des expériences qui ont été faites sur cette puissance de pénétration des balles de petit calibre !

La plus faible est celle qui est suffisante pour mettre au moins un homme hors de combat ; il en est ainsi lorsque la vitesse restante est de 100 mètres au minimum, c'est-à-dire bien au delà de 2.000 mètres. La zone des effets nuisibles s'est donc beaucoup étendue et les simples contusions des os ou les lésions de pourtour qu'on observait autrefois vers 2.000 mètres, le seront maintenant à 3.000 et 4.000 mètres. A cette distance de 2.000 mètres, la balle de 8mm a encore assez de force pour traverser l'homme du premier rang et blesser celui du deuxième dans les formations sur deux rangs.

Aux *distances moyennes* de combat, deux à trois hommes pourraient être blessés par la même balle.

Aux *distances rapprochées*, sans parler de l'épaisseur plus grande qu'il faut donner maintenant aux travaux de fortification du champ de bataille, un seul projectile aurait le pouvoir de traverser quatre, cinq et six hommes. C'est ainsi qu'on a observé qu'au Dahomey une balle, après avoir perforé un arbre de 0m,45 de diamètre, avait encore traversé cinq hommes.

Ce sont là des faits étonnants qui ne se verront pas dans la réalité aussi souvent qu'on veut bien le dire. Pour qu'il en fût ainsi, il faudrait que la balle non seulement ne subît jamais de déviation après avoir traversé le premier obstacle, ce qui arrive toujours au moins après le deuxième (von Coler), mais encore que sa pointe ne se déformât jamais : or les expériences de Lagarde ont démontré que ce phénomène sé produisait dans la moitié des coups. On a donc le droit de ranger ces observations dans le domaine du fabuleux en tant qu'elles parlent de plus de deux hommes traversés par le même projectile, ce qui est déjà bien suffisant.

En ce qui concerne la pénétration dans les être vivants, il semble sage de reconnaître, avec l'école de Châlons, que « les lois ou formules par lesquelles on a voulu régler l'importance de la pénétration sont purement théoriques : les conditions dans lesquelles elle aura à s'exercer dans la réalité sont trop variables et complexes ». On s'en rapportera simplement aux expériences, et j'y reviendrai à propos des lésions produites dans les divers tissus, mais je puis dire dès maintenant que l'on ne doit en regarder les résultats que comme de simples indications.

3. Puissance explosive. — C'est l'action explosive des projectiles dans l'intérieur des tissus qui fait le danger des armes à feu : les troubles de Milan et la guerre hispano-américaine ont permis de constater les désordres effrayants qui lui étaient imputables. La puissance de percussion et l'action de coin (Bornhaupt, Delorme) sont certainement incontestables, mais elles sont insuffisantes pour expliquer cette action toute particulière. Elle est due — tout au moins est-ce l'opinion généralement adoptée — au développement de la pression hydrostatique dans les tissus ou organes frappés (Kocher, Reger). Le corps peut être comparé à un vase clos ; il est donc incompressible. La balle, en pénétrant, force le liquide à chercher à s'échapper : la violence de ce déplacement est proportionnelle à celle du choc; chaque molécule, ne pouvant mettre en jeu ses pro-

priétés de glissement (Kohler), emprunte de la force vive au projectile et se transforme en une sorte de balle qui frappe avec violence les parois qui la renferment (Von Coler). Ce mécanisme semble démontré par les expériences du major italien Michelini, faites avec le fusil de 6^{mm},5. Il tirait dans la mer sous un angle de 45°, et les effets du choc du projectile, analogues à ceux de la dynamite, se faisaient sentir dans un rayon de 60 à 70 centimètres du point battu, en tuant les poissons qui se trouvaient dans cette zone.

La condition première, indispensable pour que l'effet se produise, c'est donc la pénétration du projectile dans une substance plus ou moins riche en liquides et renfermée dans une enveloppe résistante (Reger), comme sont, par exemple et surtout, le crâne, les organes splanchniques, les os à canal médullaire. Le phénomène ne se produit pas sur les tissus élastiques, mais on l'observe encore sur les corps solides, secs et bien homogènes (Kocher).

Les autres conditions, accessoires mais nécessaires, sont : le calibre, la force vive, enfin, la déformation du projectile qui multiplie sa surface d'impact. On sait que le projectile cède au but une partie de sa vitesse, et qu'il en abandonne d'autant plus qu'elle est plus considérable ou que lui-même est plus volumineux : l'action explosive est donc bien liée à cette force vive et au calibre (Kocher).

D'après von Vutich, la puissance explosive est mesurée par le produit des carrés de ces deux éléments : en appliquant cette formule aux divers calibres en service, on constate que la force d'explosion du 8^{mm} est supérieure à celle du 11^{mm}, mais que celle du 6^{mm} lui est inférieure et à toutes les distances. Le professeur Delorme, Reger et d'autres ont constaté à 300 mètres des effets explosifs sur les os, alors qu'avec la balle de 11^{mm} ils ne les avaient jamais observés au delà de 150 mètres.

Pour Bruns, au contraire, la zone d'explosion serait plus

courte ; ses expériences lui auraient montré que la pression hydraulique croissait avec la vitesse et l'augmentation de calibre : on n'accepte pas, en général, cette manière de voir. Aussi doit-on désirer vivement l'adoption d'un calibre inférieur au 8^{mm} actuel, et un tel chemisage de la balle que son rôle de protection fût plus efficace. Il devrait être capable de rendre le projectile absolument indéformable (1). Ceci est tellement important que de Beck avait pu nier l'existence des effets explosifs parce qu'il n'en avait jamais rencontré dans ses expériences; or, il opérait avec des balles cuirassées d'acier, qui lui ont toujours produit des blessures ordinaires, des trajets simples. Gori, un autre expérimentateur, a obtenu, avec un projectile analogue, quelques explosions, mais très atténuées.

La balle cuirassée d'acier semble donc meilleure que les autres, parce que le métal de la cuirasse assure mieux

---

(1) Ce ne sont pas des « dum-dum » qu'on envoie dans l'Afrique australe pour être distribuées à ceux devant éventuellement combattre les Boërs. La balle expansive anglaise n° IV produit des effets plus meurtriers encore. Or, la Conférence de La Haye, à l'unanimité moins deux voix et une abstention, adopta, le 22 juin, la résolution suivante :

« L'emploi des balles qui s'épanouissent ou s'aplatissent dans le corps humain, telles que les balles à enveloppe dure, dont l'enveloppe ne recouvrirait pas entièrement le noyau, ou serait pourvue d'incisions, doit être interdit. »

L'Angleterre se moque donc absolument des résolutions de la Conférence. C'est à constater. Depuis trois mois, on a fabriqué dans les arsenaux anglais plus de 200 millions de cartouches, toutes munies de cette balle au nez mou marque n° IV.

A courtes portées, ces projectiles s'étalent en champignons, réduisent les os en miettes et rejettent au dehors les tissus intérieurs. Le trou de sortie présente un amas horrible de peau, de muscles et de vaisseaux sanguins lacérés, arrachés, détruits.

Si la balle frappe un os, elle s'écrase; l'enveloppe se brise en petits morceaux, que les rayons X montrent éparpillés dans toute la blessure.

Avec la balle marque n° IV, qui, de la pointe, est perforée jusqu'à un quart de sa longueur, les effets sont encore plus terribles qu'avec les dum-dum. Cette balle creuse, pénétrant dans un milieu simplement humide, produit l'effet d'un petit obus qui éclaterait, et toutes les puissances de l'Europe ont été d'accord pour la considérer comme équivalant à une balle explosible. (N. D. L. R.)

l'intégrité de la forme du projectile. Si les puissances militaires, d'un *consensus* unanime, ajoutaient à ce perfectionnement la diminution du calibre, on aurait fait un grand pas dans la voie humanitaire.

4. Influence générale du petit calibre. — La guerre, ai-je dit tout à l'heure, ne doit plus avoir d'autre but, à l'époque actuelle, que de réduire l'ennemi à l'impuissance, en lui mettant hors de combat le plus d'hommes possible. La guerre idéale serait celle où il n'y aurait plus de morts, celle où on ne compterait que des blessés.

Malheureusement, l'effet destructif des armes en service a augmenté considérablement. J'ai dit l'accroissement de l'action explosive avant 1.000 mètres ; jusqu'à cette distance, le nombre des blessures mortelles sera donc beaucoup plus élevé : les guerres futures seront plus meurtrières, témoin la dernière insurrection chilienne. A toutes les distances, les autres blessures seront plus graves que celles produites par les balles d'autrefois (von Coler, Schjerning), conditions fâcheuses que nous nous efforcerons de contrebalancer grâce aux progrès de la chirurgie antiseptique et conservatrice. Les résultats obtenus dans les ambulances et hôpitaux grecs ou américains ont récemment démontré victorieusement le bien fondé de notre espoir (Callionzis).

L'influence favorable des armes de petit calibre ne se fait guère sentir qu'au delà de 1.000 mètres, et encore seulement quand la balle ne fait que traverser des parties molles ; il n'y a pas d'éclatement, et le projectile a moins de chance de rencontrer un vaisseau que s'il était d'un plus fort diamètre.

L'action dévastatrice des armes actuelles (Kocher) appelle donc leur modification dans le sens que j'indiquais plus haut. Certes, la réduction du calibre, en augmentant la portée et en permettant la distribution de plus nombreuses cartouches, rendrait plus considérable le chiffre des blessures ; mais celles-ci seront encore bien moins graves si on a eu la précaution de faire subir à la balle les améliorations exigibles dans ce but.

5. Comparaison des diverses armes. — Que vaut le fusil de l'infanterie française, telle que nous le connaissons aujourd'hui, comparativement avec les autres armes ?

Par rapport à la balle du fusil 74, celle du fusil 86 a des vitesses restantes supérieures à toutes les portées ; elle est plus dure ; sa densité de section est plus élevée, sa force de pénétration plus grande. Il semblerait que ces avantages dussent avoir leur répercussion sur les blessures qu'elle est capable de produire ; cependant, au dire du professeur Delorme, et en dehors des effets explosifs, les différences seraient minimes et d'ordre secondaire.

DISTANCES (en mètres).	VITESSE RESTANTE (en mètres).		FORCES VIVES (en kilogrammètres).		COEFFICIENT de pression (en kilogrammètres).	
	Français.	Allemand.	Français.	Allemand.	Français.	Allemand.
	Mètres.	Mètres.	Kgm.	Kgm.	Kgm.	Kgm.
0	640	640	344	314	6 847	5 875
100	550	566,5	230	239	4 584	4 261
200	488	501,5	183	186	3 636	3 276
300	438	483,8	147	145	2 931	2 657
400	397	392,9	121	113	2 409	2 242
500	364	348,7	101	90	2 015	1 948
600	335	319,5	86	76	1 717	1 733
700	311	299,4	73	68	1 471	1 535
800	290	284,4	64	63	1 279	1 384
1.000	255	260,9	50	55	0 989	1 155
1.200	228	239,5	43	45	0 863	0 986
1.500	197	210,8	30	35	0 645	0 808
1.800	173	185,4	22	27	0 498	0 706
2.000	158	170,3	19	23	0 379	0 654

D'expériences comparatives répétées, il résulte que la balle française et la balle allemande peuvent être considérées comme pratiquement équivalentes : aux distances de la hausse employée dans les conditions du tir individuel, la vitesse restante de la balle allemande reste très près, mais au-dessous de celle de la balle française.

Si, *au point de vue militaire*, notre fusil est peut-être inférieur à celui des autres puissances par son système à répétition, en revanche, il est celui qui a le tir le plus régulier, le plus rasant et le plus sûr, grâce à l'excellence de la poudre Vieille, qui est la meilleure et la plus stable. Il mérite la confiance absolue de l'infanterie, et l'on peut envisager sans crainte le jour où le Lebel serait appelé à se mesurer sur le champ de bataille avec les fusils Mannlicher, Carcano ou Lee-Medfort (sous réserve pour ce dernier de la nature du projectile).

Quant à *la valeur chirurgicale*, si je puis ainsi dire, l'autrichien de 8^{mm} et l'allemand de $7^{mm},9$ serrent de plus ou moins près l'arme française; le fusil russe de $7^{mm},7$ la dépasse un peu; l'italien, le suisse et le roumain de $6^{mm},5$ lui sont très sensiblement supérieurs, car à 2.000 mètres la pénétration est égale à celle du 8^{mm} à 1.000 mètres, et à 4.000 mètres la balle italienne est encore capable de mettre un homme hors de combat. Enfin, le fusil de 6^{mm} de la marine américaine, d'un autre modèle que le Krag-Jörgensen de l'armée de terre, lui est de beaucoup supérieur (750 mètres de vitesse à 20 mètres de la bouche).

Le calibre de 5^{mm} aurait la prépotence absolue. Quelle est la puissance militaire qui consentira la première à lui sacrifier les millions qu'exigerait la transformation de l'armement? Il serait à désirer que la France fût assez riche pour être celle-là; en énoncant ce désir, après tant d'autres auteurs, je reste dans mon rôle humanitaire de médecin pour qui, dans l'avenir, les blessures du champ de bataille seront encore trop graves et trop souvent mortelles.

C) **Blessures de guerre.**

Si les blessures sont sous la dépendance de la force vive du projectile, de sa déformation et de l'altération de sa rotation par suite de la dérivation, elles varient surtout avec la résistance du point blessé. Aussi faut-il envisager, dans l'organe frappé, sa structure, sa consistance et sa teneur en liquide (von Coler). La structure anatomique joue d'ailleurs un rôle capital, et nous allons voir les projectiles agir de façon particulière sur chaque tissu organique. Ce que je vais énoncer aussi brièvement que possible ne doit être considéré que comme une moyenne générale de leurs effets. Les tissus ou organes ont une structure variable avec chaque individu : il s'ensuit inévitablement que les balles ne peuvent pas produire des effets toujours identiques, même dans des conditions semblables. L'aspect des blessures sera donc fort variable suivant les régions du corps où elles siègeront, et surtout suivant la nature des parties traversées.

Vêtements. — Les vêtements se laissent facilement pénétrer.

Les orifices d'entrée et de sortie sont généralement simples, plus petits que le diamètre de la balle, réduits quelquefois à de minces fentes ou déchirures. Quand les désordres profonds sont considérables, l'orifice de sortie peut être plus grand, étoilé ou déchiré, d'après les expériences du médecin en chef de l'armée roumaine.

Quels qu'ils soient, sauf peut-être aux distances rapprochées (von Coler), il y a toujours des débris vestimentaires entraînés par la balle dans le trajet qu'elle a creusé (Delorme, Chavasse). Mais, en dehors de leur rôle mécanique, la présence dans les plaies de morceaux de drap ou de toile n'est pas très dangereuse : les multiples expériences tentées à ce point de vue n'ont jamais été suivies d'infection

(Pfühl). J'ajoute, puisque j'en suis sur ce point, que le contact des blessures avec les vêtements n'est pas trop à craindre non plus au point de vue de l'infection traumatique.

Ainsi, et en règle générale, ni la balle ni les vêtements ne sont infectants : les blessures seront presque toujours aseptiques. Elles le resteront à la condition qu'aucune main maladroite, encore que bien intentionnée, ne vienne les souiller sous prétexte de pansement ou de secours. Ce que je dis là s'applique aussi bien aux doigts des brancardiers qu'à ceux du blessé ou de ses camarades. Le contact des mains est seul à craindre.

Peau. — L'orifice cutané d'entrée est ordinairement plus petit que le diamètre du projectile arrivé de plein fouet; celui de sortie, plus ou moins irrégulier, lui est supérieur. Il est bien entendu que, si la balle s'est mise de travers, les orifices sont tout à fait irréguliers.

Quant à l'influence que les distances de tir peuvent exercer sur leurs dimensions, les auteurs ne sont pas d'accord : pour les uns (Delorme, Chavasse, Bruns), les orifices décroîtraient avec la distance et seraient en rapport avec les effets explosifs, — tandis que pour d'autres (Chauvel, Nimier, Habart, Kikuzi), les orifices seraient d'autant plus grands et étoilés que l'éloignement serait plus considérable. Pour ces derniers expérimentateurs, les dimensions n'auraient aucun rapport avec la gravité des désordres intermédiaires.

Si cette question a une grande importance pour le chirurgien, qui sera quelquefois réduit à baser sur l'aspect des orifices son diagnostic rapide du poste de secours, elle en a bien moins pour les combattants. Je passe donc, sans prendre parti, et arrive aux blessures du tissu musculaire.

Muscles. — Les projectiles cuirassés se comportent dans les muscles comme ils le font dans les milieux peu résistants et élastiques : ils n'y produisent jamais d'effets explosifs (Reger). Lorsqu'on se trouve en présence de muscles lacérés tapissant un orifice de sortie considérable (entonnoir de 10 à 18 centimètres de diamètre), c'est qu'il y a eu dans la profondeur des lésions osseuses importantes.

Dans les blessures intéressant exclusivement le tissu musculaire, les orifices d'entrée et de sortie sont généralement égaux; la balle traverse de part en part, sans jamais se séparer de son enveloppe métallique, et creuse son chemin sous forme d'un séton. D'autant plus large que la distance est plus petite, celui-ci a, en général, un diamètre égal à celui de la balle, mais les parties qui tapissent le pourtour de ce canal sont mortifiées: par leur élimination ultérieure, elles communiqueront au trajet un diamètre double de celui qu'il avait à l'origine.

Les sétons musculaires sont toujours sensiblement rectilignes, au moins tant que les vitesses restantes sont supérieures à 150 mètres, c'est-à-dire bien au delà de la portée de 2.000 mètres.

Les balles d'obus, de schrapnells, n'ont pas pas de mouvement de rotation et sont animées d'une faible vitesse : elles seules pourront, dans l'avenir, contourner les organes et décrire des trajets sinueux comme faisaient les balles des fusils d'autrefois.

Os. — Mais les blessures musculaires seront trop souvent compliquées d'atteintes d'autres tissus ou organes, au premier rang desquels il importe de placer les os.

Les plus intéressants à connaître, à ce point de vue, sont évidemment ceux des membres; on les divise en *os longs gros*, tels que le fémur, l'humérus, etc., ou *minces*, comme sont les deux os de l'avant-bras, et en *os courts* concourant à former les pieds et les mains (la colonne vertébrale, etc.).

Les os longs ont une partie médiane creuse, dure et cassante (diaphyse); leurs extrémités (épiphyses) et certains os courts sont formés de tissus spongieux, moins cassants.

Conformément à la loi de Newton, plus la résistance est

grande, plus grande aussi doit être la puissance; ce qui explique pourquoi la nature de l'os régit en grande partie l'étendue des dégâts (de Beck), lesquels sont également sous la dépendance des vitesses d'arrivée. Le nombre des fragments osseux, des esquilles semble en effet être en rapport avec la force vive du projectile; leur grandeur augmente et leur nombre diminue au fur et à mesure de l'accroissement de la distance (Bruns).

De 0 à 250 mètres, la puissance explosive exerce ses effrayants ravages : elle agit sur les os spongieux de 0 à 30 mètres; sur les vertèbres, les extrémités des os longs jusqu'à 90 mètres; sur les os longs minces jusqu'à 125 mètres et enfin sur les plus gros jusqu'à 250 mètres. La substance osseuse est écrasée, pulvérisée en minimes fragments : si c'est le corps de l'os d'un membre qui est atteint, sa destruction porte sur une hauteur de $0^{m},20$ au moins; autant dire que le membre est détruit.

De 250 mètres à 500 mètres, la balle traverse l'os en le faisant éclater; les esquilles multiples et menues sont poussées dans les muscles, qu'elles déchirent en les portant au dehors; elles déterminent ainsi ces cavités de sortie si considérables dont il était question tout à l'heure.

A partir de 500 mètres les os spongieux se laissent traverser sans éclater (350 mètres de vitesse restante).

De 500 à 1.000 mètres, il y a toujours fragmentation et fissures, mais avec moins de dégâts. Les esquilles sont *détachées* et projetées dans le canal (Habart); elles sont plus grosses et moins nombreuses.

Au delà de 1.000 mètres les os sont nettement perforés, avec fissures irradiées de tous côtés, et production d'esquilles ordinairement *fixées* au périoste ou à l'os, c'est-à-dire maintenues en leur place; elles peuvent cependant être chassées quelquefois dans les parties voisines.

On a vu de ces fractures se produire jusqu'à 1.600 mètres; au delà, et jusqu'à la portée extrême du fusil 1886 (soit avec 120 mètres de vitesse restante), on obtient encore des fractures comminutives. A partir de la vitesse de 100 mètres, on n'a plus que des perforations simples.

En elles-mêmes et quels que soient leurs caractères, sauf bien entendu dans les cas d'explosion, les blessures des os par les projectiles de petit calibre seront peut-être moins graves qu'autrefois (Delorme), ou, tout au moins, ne le seront pas davantage, à condition que leurs cuirasses ne se déchirent pas au contact de l'os (Reger), ce qui, en somme, ne doit pas fatalement se produire (Delorme), ou que les balles ne soient pas elles-mêmes expansives (1).

Mais à partir de 2.000 mètres les blessures des os seront plus fréquentes et plus graves que jadis, puisqu'à cette distance la balle de 11^{mm} n'était pas éloignée d'avoir perdu toute force de pénétration.

Articulations. — Ce que je viens de dire des os, et en particulier du tissu spongieux de leurs extrémités, s'applique évidemment à leurs articulations, dont les lésions, moins comminutives et moins graves (Delorme, Chavasse),

---

(1) Voir le renvoi (1) de la page 10. La presse a fait connaître dernièrement le nouveau type anglais préconisé par le major Berthon, auquel la palme semble appartenir jusqu'ici. Un journal spécial en fait la description suivante :

« La balle Berthon se compose d'une enveloppe en nickel contenant un noyau de plomb divisé en deux segments qui, tout en étant accolés fortement, n'ont cependant pas d'adhérence. Le noyau de plomb est divisé, suivant son axe, et aux deux tiers de sa longueur, à partir de sa pointe ou de l'arrière du projectile, suivant le cas.

» Il y a donc deux sortes de projectiles : dans le premier type, le noyau de plomb est introduit dans l'enveloppe par l'avant, laissant sa pointe à découvert, et est divisé en deux segments de l'arrière à l'avant ; dans le second type, le noyau de plomb est introduit par l'arrière de l'enveloppe et est divisé en deux segments à partir de la pointe. »

Quand elle touche les chairs, cette balle s'ouvre comme une tulipe — l'image a dû séduire les délégués à la Conférence de La Haye — et, dans son épouvantable rotation, elle broie et entraîne les chairs, les muscles et les os.

bénéficieront dans une large mesure des progrès de la méthode antiseptique.

Vaisseaux. — Outre des os, il existe encore dans les masses musculaires des vaisseaux sanguins, artériels ou veineux ; leur intégrité a une importance capitale, car la mort peut être la conséquence rapide de leur effraction.

Les balles de 11mm avaient déjà rendu leurs blessures plus fréquentes et plus graves que du temps des balles rondes. Celles-ci mâchuraient plus ou moins les bords des sections qu'elles faisaient et assuraient ainsi un commencement d'hémostase. Les nouveaux projectiles augmenteront cette fréquence et cette gravité, malgré leur plus petit calibre, en raison de leur action spéciale et de la section nette qu'ils produisent.

Il résulte des expériences récentes de Demosthen que les hémorragies immédiates seront en effet fréquentes et abondantes; les blessures des gros vaisseaux ont amené la mort des animaux d'expérience en un temps très court, variant de 3 à 7 minutes.

Ces lésions auront une importance extrême, car la mortalité par hémorragie sur le champ de bataille sera considérable; les faits observés dans la guerre du Chili sont absolument démonstratifs à cet égard (Still et Talvera). Si à Fourmies l'hémorragie primitive a été faible (Delorme), cela tient très certainement au caractère spécial des blessures que j'ai signalé prédemment.

Organes splanchniques. — Après celles des vaisseaux, les blessures des organes internes sont, quant à la vie, les plus graves que puissent produire les balles de petit calibre. Les effets explosifs sont sur eux épouvantables : les organes mous, gorgés de liquides (le foie, le cerveau, etc.), sont littéralement pulvérisés, les intestins, l'estomac déchirés. Si la balle frappe la tête, le cou, l'abdomen, c'est la mort; dans les blessures de la poitrine, celle-là peut ne pas survenir quand le poumon est seul intéressé, mais bien entendu en dehors des effets explosifs, qui, d'ailleurs, ne se produisent guère sur lui au delà de 75 mètres.

On les observe à des distances variables pour chaque organe, ce qui n'a pas lieu de surprendre après ce que j'ai dit relativement à l'importance du rôle que jouait la structure anatomique dans la production des blessures.

C'est ainsi que la zone des effets explosifs s'étend à 250 mètres pour l'estomac et l'intestin, et jusqu'à 350 mètres pour le cœur et la vessie. Le foie, la rate ainsi que le crâne sont les plus exposés : à 800 mètres, la puissance d'explosion agit encore sur ces organes !

Zones chirurgicales. — L'ancienne classification qu'on avait tenté d'établir en divisant le champ de tir suivant des zones chirurgicales à effets bien définis (Adler) n'est plus acceptable. Ces zônes étaient au nombre de trois : la *zone dangereuse* ou des effets explosifs, jusqu'à 400 mètres ; la *zone moyenne* ou d'action énergique de la force vive, de 400 mètres à 800 mètres ; enfin la *zone éloignée* ou de la force vive décroissante, de 800 à 1.200 mètres.

La division qui semble prévaloir actuellement est la suivante : *zone d'explosion* jusqu'à 300 mètres ; *zone de pénétration* jusqu'à 2.000 mètres ; — de 300 à 800 mètres la balle peut traverver trois hommes, de 800 à 1.200 mètres elle semble devoir causer moins de dégâts que la balle de 11mm, tandis qu'elle sera plus mauvaise de 1.200 à 2.000 mètres ; enfin la *zone de contusion*, qui s'étend jusqu'à 3.000 mètres et dans laquelle la balle peut encore traverser un homme et en blesser un deuxième.

Mais il est bien entendu que ces divisions ne sont que relatives ; tout ce qu'il est permis d'en conserver servira pour porter une appréciation générale sur les caractères des blessures. Nous dirons qu'elles sont excessivement graves, sinon mortelles dans la première zone ; que, dans la deuxième, elles se présentent dans des conditions relativement favorables ; qu'elles ont enfin, dans la troisième, un caractère assez favorable, tant qu'elles n'intéressent pas un organe essentiel.

Complication des blessures. — 1° COMMOTION. — Les blessures, quelles qu'elles soient, ne vont pas sans s'accompagner d'un certain degré de commotion, ou ébranlement général dont il y a lieu de tenir compte.

Cette commotion, en rapport évidemment avec la vitesse et la masse, est surtout liée à l'importance de la surface d'impact du projectile. Ceci explique facilement pourquoi son action est aujourd'hui plus localisée qu'autrefois, et comment elle pourra diminuer encore avec la réduction du calibre.

Aucun des blessés de Fourmies n'a éprouvé de choc violent, n'a fait de chute, même parmi ceux qui ont été les plus fortement touchés. Les uns ont comparé cette commotion à un choc de pierre, à une piqûre d'épingle, à une secousse légère; d'autres ont déclaré ne rien avoir senti sur le coup. Les balles de petit calibre sont donc supérieures aux anciennes au point de vue de l'élément douleur (Delorme).

J'ajoute, car je dois une explication à ce sujet, que c'est la transmission du choc et du mouvement aux parties voisines qui est la cause de l'escharrification des parois des trajets intra-musculaires, petite complication que j'ai signalée en omettant, avec intention, d'en donner alors la raison.

2° SÉJOUR DES PROJECTILES DANS LES TISSUS. — La seule complication sérieuse qui soit liée au projectile tient à ce qu'il peut s'arrêter en totalité ou en partie dans l'intimité des tissus traversés.

La balle à manteau, ou ses éclats quand elle frappe un corps dur, peut rester dans une blessure, même lorsque le coup a été tiré d'assez près pour que le projectile soit encore doué d'une force vive suffisante (Habart); c'est surtout aux distances éloignées qu'il sera donné de constater cet accident : on en a vu des exemples à 1.600 et 1.800 mètres.

Je ne parle pas, évidemment, des projectiles accidentels qui pourront être exceptionnellement observés, mais bien des balles arrivant de plein fouet ; le fait sera plus fréquent dans les coups de ricochet. Enfin, si la balle s'arrête quelquefois en entier, c'est surtout l'arrêt de ses fragments que l'on aura à constater (Von Coler).

Il convient de dire cependant que, selon toute probabilité, cette complication se montrera très rarement (Demosthen) ; il est d'observation, en effet, que dans les guerres antérieures on a de moins en moins observé cet arrêt des projectiles à mesure qu'on augmentait leur vitesse. Il a été noté 22 fois sur 100 dans la campagne d'Italie, et déjà 18 fois seulement à Metz en 1870. Cependant, dans les combats sous bois ou sur les terrains rocailleux, il faut s'attendre à une plus grande fréquence. A Santiago de Cuba, où ces conditions étaient réunies, les chirurgiens américains ont constaté non sans surprise, et 9 fois sur 10, qu'il existait dans les blessures des projectiles ou de leurs fragments. Ils ont remarqué sur le terrain de la lutte que tous les arbres avaient été plus ou moins traversés (Senn).

D) Conclusions.

En résumé, et en ce qui concerne les blessures, nous avons vu que les coups de feu à courte distance restent toujours très graves ; elles deviennent plus simples aux grandes distances, quand elles ne sont pas compliquées.

Mais, en raison de leur longue portée, les armes à feu actuelles pourront déterminer beaucoup plus loin des blessures dangereuses ou immédiatement mortelles (Bruns) ; en outre, grâce à leur puissance de pénétration, les balles traverseront toujours la région frappée : on ne les verra plus, comme autrefois, s'arrêter sur les os du crâne, sur le sternum, sur une côte, pour les contourner ; les viscères importants sont donc plus exposés.

Voilà la valeur de cette balle, pour laquelle, au début, on avait montré tant d'engouement, mais dont il a fallu revenir, hélas!

La balle est-elle vraiment humanitaire? On avait dit que les nouveaux fusils constituaient non seulement les armes les meilleures, mais encore les plus humaines (Bruns, Habart) en ce sens que leurs balles cuirassées (au moins celles de 8^{mm}) offraient l'avantage de mettre beaucoup d'hommes hors de combat, tout en faisant peu de blessures mortelles. Cela n'est pas (Demosthen); c'est un mythe, une utopie qui n'a pu trouver son origine que dans une appréciation erronée de leurs effets (Delorme). Les armes à feu actuelles dépassent le but rêvé : elles ont une action dévastatrice énorme (Kocher), et loin de constituer un progrès elles sont une cause d'aggravation considérable.

Pour soutenir la théorie humanitaire, on s'était basé sur la réduction du calibre, par qui on avait moins de chance de frapper un organe essentiel; — sur la déformabilité moindre et l'arrêt plus rare des projectiles dans les tissus; — enfin, et cela n'est pas, sur la réduction des effets explosifs.

C'étaient là certainement des qualités de haute valeur (je parle des deux premières); mais que ne citait-on pas en revanche : la justesse, la rapidité et la portée du tir, qui, par leurs progrès, ont rendu les nouvelles armes si terribles? Et puis, si les sétons, les fractures multiples avec éclats, etc., se voyaient autrefois, au moins ces blessures n'étaient-elles pas compliquées des épanchements sanguins qui seront fréquents dans l'avenir; — et puis encore, un même projectile pourra blesser non seulement beaucoup plus loin, mais encore plusieurs hommes; — les éclats ou petits fragments seront impossibles à extraire. — Enfin, les blessés ou blessures auront beau être multipliés, « cette soi-disant balle humanitaire empêchera le service de santé, par l'agrandissement de la zone dangereuse et l'intensité du feu, de prêter aux blessés les secours nécessaires avec la célérité et la sécurité voulues ». (Demosthen).

Peut-elle le devenir? La balle au moins pourrait-elle devenir plus humaine? Je n'hésite pas à répondre : oui. Pour y parvenir, il faut s'attacher à diminuer au maximum sa puissance explosive, et il est facile d'y arriver en modifiant le projectile et le canon du fusil.

On devra employer pour la *balle* un métal plus lourd que le plomb : le tungstène a été indiqué, mais il coûte encore trop cher; on a signalé aussi un métal wolframium, dont la densité est égale à 19 (Quanjer); il faudra revêtir cette balle d'une chemise de bronze et nickel qui a été signalée comme la plus résistante; — la pointe devra en être renforcée, afin d'éviter les déformations, et effilée pour faciliter sa pénétration.

Le *canon du fusil* devra recevoir de telles rayures que la vitesse de rotation du projectile soit encore augmentée, afin d'éviter la dérivation; — enfin, et surtout, il devra être d'un calibre plus réduit (Kocher).

Les minimes calibres, outre l'avantage qu'ils offrent de réduire au minimum la surface d'impact, ont aussi celui de posséder une puissance explosive plus faible et d'être moins dangereux à partir de 1.500 mètres; le calcul le démontre (Quanjer). Le calibre de 5mm est celui dont la balle a été déclarée la dernière acceptable au point de vue de la puissance d'arrêt, à distance moyenne, sur un cheval lancé à une allure rapide; l'écart entre les forces vives de cette balle et celle de 8mm est peu important: ses blessures seraient donc suffisantes, quoique certainement bien moins graves. Si on n'ose pas descendre jusque-là, au moins faut-il adopter le calibre de 6mm.

Au nom de l'humanité, qu'on n'invoque jamais en vain dans notre pays, la France tiendra à honneur de s'engager la première dans la voie de réformes qui seront fécondes en heureux résultats. Je suis persuadé que nos fantassins auront un jour entre les mains l'outil de guerre perfectionné le meilleur et le plus humanitaire tout à la fois.

N'est-ce pas là le plus grand éloge qu'on puisse faire d'un engin de destruction, puisque aussi bien, à l'aurore du xxe siècle, nous en sommes encore réduits à veiller sous les armes, jusqu'à ce que se lève le jour tant attendu où la Patrie, enfin reconstituée, permettra à ses enfants de se livrer sans arrière-pensée à leurs travaux et à leurs occupations au milieu d'une paix féconde.

J'ai terminé ce que j'avais à dire sur les dégâts produits par les projectiles de petit calibre. Le tableau est plutôt sombre; il ne faudrait pas croire cependant que je l'aie poussé au noir.

J'ai exposé la question sous son véritable aspect, encore qu'un de nos proverbes prétende que « toute vérité n'est pas bonne à dire »; je l'ai fait parce que j'ai pensé qu'à des officiers on pouvait, mieux même, on devait tout dire. J'estime en effet qu'ils sont de ceux dont parle cet autre dicton qui veut qu' « un homme averti en vaille deux », et je suis assuré qu'à l'occasion ils sauraient bien le prouver.

Mais je ne veux pas laisser le lecteur sur une impression plutôt pénible; j'ai dit combien la chirurgie actuelle nous permettrait d'arracher à la mort ou à l'impotence de nombreux blessés; les guerres récentes nous confirment ces espoirs, et cela grâce à ses principes de conservation à outrance et aux règles si simples de la merveilleuse antisepsie.

Je me crois autorisé à affirmer que notre matériel du Service de Santé militaire est admirable et que nous sommes largement dotés de tout ce qui nous sera nécessaire sur le champ de bataille. J'assure encore que les médecins militaires de tous les pays ne cessent pas de perfectionner leurs connaissances, leurs méthodes, leur matériel, — et, à ce propos, je rappelle avec une satisfaction qui sera partagée par tout le monde que le nôtre occupe toujours le premier rang en Europe. J'ajoute enfin que ces médecins se réunissent périodiquement en des congrès où ils se communiquent leurs idées, et où la science humanitaire se met à l'unisson dans les diverses puissances.

« Il sera certainement consolant de reconnaître qu'après avoir dépensé tant d'efforts et d'ingéniosité pour inventer des instruments de combat de plus en plus meurtriers, l'esprit humain ne travaille pas moins activement à imaginer les moyens de guérir les blessures causées par ces engins » et de soulager les souffrances de ceux qui seront tombés victimes de leur devoir et de leur dévouement au Pays.

FIN

BIBLIOGRAPHIE

1884. — REGER. *Etude critique des expériences faites avec les petits projectiles des armes actuelles.* (Strasbourg.) Analyse par CHAUVEL in *Arch. de Méd. milit.*, 1885, t. V, p. 70.

1885. — DE BECK. *De l'action des projectiles modernes et en particulier de celle des projectiles cuirassés d'acier sur les animaux.* Traduit par DEMMLER in *Arch. de Méd. milit.*, 1885, t. V, p. 401, 455.

GORI, *Quelques expériences sur les effets du projectile Lorentz.* (Amsterdam.) (*Arch. de Méd. milit.*, 1886, t. VIII, p. 487.)

1887. — BOVET. *Notes sur l'action des armes à feu de petit calibre et particulièrement du fusil Hebler* 1887 (*Corresp. Blatt für Schweiz-Aertz,* 1887, p. 786). (*Arch. de Méd. milit.*, 1888, t. XI, p. 169.)

X..., *L'action du feu de l'infanterie sur le champ de bataille.* (*Revue du Cercle militaire,* 1887, 2e sem.)

1888. — X..., *Des pertes dans les combats.* (*Revue du Cercle militaire,* 2e sem., p. 1040.)

DELORME. *Notes sur les lésions produites par les balles du fusil Lebel.* (*Acad. Méd.*, 29 mai 1888.)

1889. — BRUNS. *L'action des projectiles du fusil de petit calibre* (*Beitrage z. kl. chir.*, 1889, t. VI, p. 1). Analyse par NIMIER (*Arch. de Méd. milit.*, 1890, t. XV, p. 485).

1890. — NIMIER. *Des lésions produites par les balles de petit calibre à enveloppe résistante, en particulier par le projectile de* 8mm *adopté en Autriche.* (*Arch. de Méd. milit.*, 1890, t. XV, p. 304.)

1891. — COLONEL ORTUS. *Lebel contre Mannlicher et Wetterli.* (*Journal des sciences milit.*, décembre 1891.)

HABART. *Etudes de chirurgie de guerre et des rapports avec les projectiles actuelles.* (Traduit par LŒWEL, Nantes.)

DELORME ET CHAVASSE. *Etude comparative des effets produits par les balles du fusil Gras de* 11mm *et du Lebel de* 8mm. (*Arch. de Méd. milit.*, 1891, t. XVII, p. 81.)

BRUNS. Même travail que celui de 1889. (Traduit par BOVET, Berne, 1891, in-8°, p. 56.) Analyse par NIMIER (*Arch. de Méd. milit.*, 1892, t. XIX, p. 152).

1892. — BRUNS. *De l'importance chirurgicale des nouvelles armes à feu.* (*Berl. kl. Woch,* 1892. B. 25, p. 606. Analyse par NIMIER (*Arch. de Méd. milit.*, 1892, t. XX, p. 205).

Habart. *Caractères principaux des blessures produites par les projectiles de* 8^{mm} *à manteau d'acier.* (Vienne 1892.) Analyse par Nimier (*Arch. de Méd. milit.*, 1892, t. XX, p. 453, 551).

Reger. *De l'importance chirurgicale des nouvelles armes à feu.* (*Arch. f. chir.* XLIV, Bd 1892, p. 464. 21e congrès des chirurgiens allemands). Analyse par Nimier (*Arch. de Méd. milit.*, 1893, t. XXI, p. 426).

1893. — De Montbrison. *Les armes de petit calibre.* (*Journal des sciences milit.*, février, p. 305; novembre, p. 182.)

Pfühl. *L'infection des blessures par coups de feu par les morceaux de vêtement qu'entraînent les projectiles.* (*Zeit. f. hyg.*, 1892, p. 480.) Analyse par Arnould (*Arch. de Méd. milit.*, 1893, t. XXII, p. 283).

Habart. *De l'action des projectiles de* 8^{mm} *sur les vaisseaux et les os, sur le vivant.* (*Wien. Méd. Press.*, 1893, B. 14 et suiv.) Analyse par Dettling (*Arch. de Méd. milit.*, 1893, t. XXII, p. 567).

Nimier. *Quelques remarques sur l'action des projectiles des fusils de guerre.* (*Arch. de Méd. milit.*, 1893, t. XXII, p. 255.)

Nimier. *Les projectiles de l'ancien et du nouveau fusil d'infanterie aux États-Unis.* (*Arch. de Méd. milit.*, 1893, t. XXIII, p. 326.)

Ellemberger et Baum. *De l'action des projectiles de* 8^{mm}. (*Arch. f. Wissench. und prakt. Thierheilk.* XIX, 4 et 5. Analyse par Nimier, (*Arch. de Méd. milit.*, 1893, t. XXIII, p. 335).

Von Coler. *Les effets des nouvelles armes à feu et leur importance pour la chirurgie moderne.* (Congrès de Rome.) (Analyse par Nimier (*Arch. de Méd. milit.*, 1893, t. XXIII, p. 538).

1894. — X... *Les armes à feu portatives.* (Paris, Baudoin.)

Demosthen. *Études expérimentales sur l'action du projectile cuirassé Mannlicher roumain de* 6^{mm}5. Analyse par Chauvel (*Arch. de Méd. milit.*, 1894, t. XXIII, p. 52, 545.)

1895. — Commandant Josset. *Tir de l'infanterie à grande distance.* (*Journal des sciences milit.*, novembre-décembre, p. 217, 349.)

Colonel Ortus. *Le fusil de guerre de l'avenir.* (Paris, Lavauzelle.)

Nimier. *Notes sur les effets des différents projectiles de petits calibres.* (*Arch. de Méd. milit.*, 1895, t. XXV, p. 232.)

Kocher. *L'amélioration des projectiles au point de vue humanitaire.* Analyse par Dettling (*Arch. de Méd. milit.*, 1895, t. XXV, p. 416).

1896. — Général Lejoindre. *Ricochets de la balle* 1886. (*Journal des sciences milit.*, septembre, p. 348.)

Quanjer. *Le fusil de petit calibre.* Analyse par Nimier (*Arch. de Méd. milit.*, 1896, t. XXVII, p. 519).

Delorme. *Remarques sur les effets des balles cuirassées de* 8^{mm} *tirées à courtes distances* (*Bull. médic.*, 1896, p. 127.)

1897. Cascino. *Armes à feu portatives; leur pénétration* (en italien). Rome.

Kohler. *Les armes de guerre, leur perfectionnement, leurs effets sur le vivant et le cadavre.* Berlin.

Brummer. *Sur l'action des projectiles du fusil suisse modèle* 1889. Analyse par Lefort (*Arch. de Méd. milit.*, 1897, t. XXIX, p. 377.)

PITOT. *Les blessés de la prise de Tananarive.* (*Arch. de Méd. Milit.*, t. XXIX, p. 185, 286.)

X... *Les nouvelles armes à feu portatives et le service de santé.* (*Journal des sciences milit.*, juin 1897.)

NIMIER. *La chirurgie de guerre pendant la campagne sino-japonaise* (1893-1895). (*Arch. de Méd. milit.*, 1897, t. XXX, p. 425.)

X... *Les blessures de la dernière campagne gréco-turque.* (*Arch. de Méd. milit.*, t. XXX, p. 295.)

1898. — GRANDA. *Blessures pendant la campagne de Cuba.* (*Rev. de Sanitad militar*, 1er février.)

DE MONTBRISON. *Les armes de demain.* (*Rev. des sciences milit.*, avril p. 74.)

HAMILTON. *La balle dum-dum* (*Brit. méd. Journal*, p. 1250). Analyse par ALVERNHE (*Arch. de Méd. milit.*, 1898, t. XXXII, p. 72).

THOMSON. *Action du fusil Lee-Medfort à courte distance.* (*Brit. Méd. Journal*, p. 1250). Analyse par ALVERNHE (*Arch. de Méd. milit.*, 1898, t. XXXII, p. 72.)

X... *Les armes de petit calibre et leur puissance meurtrière.* (*Journal des sciences milit.*, juillet).

CAPITAINE P... *Les balles de petit calibre.* (*Rev. cercle milit.*, 2e sem., p. 254, 271.)

DELORME. *Chirurgie de guerre.* (Paris.)

CHAUVEL et NIMIER. *Chirurgie de guerre.* (Paris.)

TABLE DES MATIÈRES

Paris et Limoges. — Imprimerie militaire Henri Charles-Lavauzelle.

www.ingramcontent.com/pod-product-compliance
Ingram Content Group UK Ltd.
Pitfield, Milton Keynes, MK11 3LW, UK
UKHW020956220726
13924UKWH00002B/730

9 782019 631420